Dr René CHRETIEN

Élève de l'École du Service de Santé Militaire

TRAITEMENT DU TÉTANOS

PAR LES INJECTIONS PHÉNIQUÉES

MÉTHODE DE BACCELLI

LYON

A. REY & Cⁱᵉ, IMPRIMEURS-ÉDITEURS DE L'UNIVERSITE

4, RUE GENTIL, 4

1901

TRAITEMENT DU TÉTANOS
PAR LES INJECTIONS PHÉNIQUÉES

Méthode de Baccelli

64

3

TRAITEMENT DU TÉTANOS

PAR LES INJECTIONS PHÉNIQUÉES

MÉTHODE DE BACCELLI

PAR

Le Dr René CHRÉTIEN

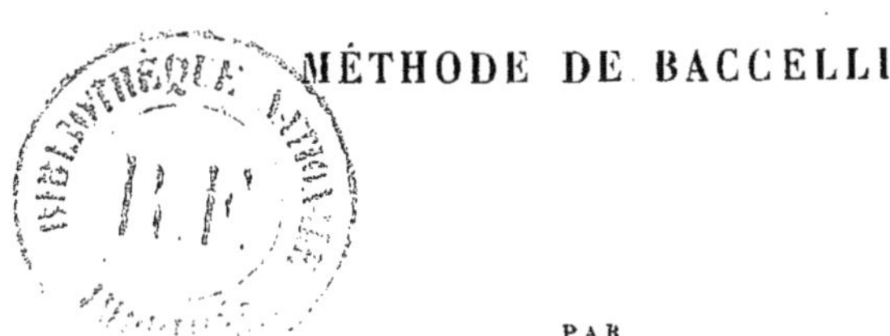

LYON

A. REY & Cie, IMPRIMEURS ÉDITEURS DE L'UNIVERSITÉ

4, RUE GENTIL, 4

1901

A mon Président de Thèse

M. LE PROFESSEUR PONCET

Professeur de Clinique chirurgicale,
Membre Correspondant de l'Académie de Médecine,
Chevalier de la Légion d'honneur.

INTRODUCTION

Ce sujet nous a été inspiré par M. le professeur
Poncet, à la suite d'un cas de tétanos guéri dans son
service par l'emploi de la méthode de Baccelli, sur
l'avis de M. le professeur J. Courmont.

Devant l'inefficacité, bien établie maintenant, de la
sérothérapie au point de vue curatif, les statistiques
brillantes relevées pour les tétaniques traités par les
injections phéniquées sont séduisantes.

Tout en reconnaissant au sérum antitétanique sa
spécificité comme traitement, par ce que nous savons du
tétanos, de sa nature infectieuse et de sa toxine, nous
sommes obligé de reconnaître son insuffisance dans le
tétanos confirmé.

Sans entrer dans de longues discussions, auxquelles
prête chaque jour l'étude du tétanos, nous résumerons
la pathogénie et les indications générales du traitement
du tétanos.

Dans un second chapitre, nous aborderons l'histori-
que clinique de la méthode de Baccelli, son principe ;

dans un troisième chapitre, nous donnerons les résultats de l'expérimentation et de l'application des injections phéniquées au tétanos équin. Dans un quatrième chapitre, nous ferons l'exposé de la méthode. Le cinquième et dernier chapitre sera consacré à l'étude de l'action physiologique générale de l'acide phénique et à l'étude des statistiques cliniques fournies par la méthode de Baccelli. Nous verrons si les propriétés de l'acide phénique autorisent son emploi, et si l'étude comparative des statistiques des sérums antitétaniques encouragent l'usage de la méthode.

Avant de commencer cette étude, nous tenons à remercier M. le professeur Poncet de l'insigne honneur qu'il nous fait de bien vouloir présider notre thèse. Nous n'oublierons pas combien nous a été profitable la fréquentation de sa clinique chirurgicale. M. Delore nous a donné ses conseils; il a droit à notre reconnaissance.

TRAITEMENT DU TÉTANOS

PAR LES INJECTIONS PHÉNIQUÉES

Méthode de Baccelli

CHAPIRE PREMIER

PATHOGÉNIE ET INDICATIONS GÉNÉRALES DU TRAITEMENT DU TÉTANOS. — LA SÉROTHÉRAPIE.

Le tétanos, en tant que maladie essentiellement constituée par des contractures douloureuses accompagnées de mouvements convulsifs, débutant par certains muscles pour se généraliser ensuite et se terminer le plus souvent par la mort, est une des maladies les plus anciennement connues. Hippocrate l'avait déjà indiqué ; Celse, Gallien et d'autres en firent l'objet de différents commentaires et, plus tard, Fernel en traça une description assez complète. Depuis cet auteur, le tétanos a fait partie de tous les traités de nosographie.

Cependant, il y a quinze ans à peine, on ne connaissait du tétanos que ses symptômes ; on ignorait ses causes, son essence.

Si le grand nombre de moyens indiqués pour combattre une maladie indique en général leur insuffisance, cette remarque s'applique surtout au traitement du tétanos, dans lequel on a fait entrer la plupart des médications actives dont se compose la matière médicale ; malgré ce luxe thérapeutique, on ne réussissait guère mieux à guérir cette maladie que du temps d'Arétée ; les rares succès obtenus par les divers traitements étaient à tort attribués à une médication purement symptomatique, dont les effets ne pouvaient être que palliatifs.

Avec l'étude de la nature infectieuse des maladies, se dégage celle du tétanos. On arrive à connaître l'agent pathogène. En 1884, Nicolaïer le découvre. Kitasato, le premier, en 1889, isole et cultive le bacille de Nicolaïer. L'étude de ce bacille le démontre restant cantonné dans la plaie, d'où il disparaît assez rapidement en ne laissant que des spores. Nicolaïer émet l'hypothèse que le microbe devait sécréter *in loco* un poison soluble, dont la diffusion produisait les contractures locales et leur généralisation. Cette hypothèse fut démontrée exacte après la découverte de Kitasato. La toxine tétanique est isolée des cultures pures. Les expériences de Knud Faber, dès 1889, marquent dans l'histoire du tétanos, et les publications ultérieures de Vaillard et Vincent, etc. confirment et précisent les découvertes de Knud Faber, de Tizzoni et Cattani.

La pathogénie du tétanos s'éclaire progressivement. On connaît le bacille, sa toxine ; on discute le mécanisme de l'action de cette toxine : deux grandes théories se disputent actuellement la faveur des savants. L'une qu'on pourrait appeler la théorie physique, et d'après laquelle la toxine se répand dans l'organisme et atteint au bout d'un certain temps les cellules de la moelle épinière. Grâce à l'affinité du protoplasma de ces cellules pour la toxine, celle-ci est fixée : cette fixation est une adhérence sans combinaison chimique, sans transformation ; elle ne va pas sans léser la cellule nerveuse ; cette lésion détermine les contractures caractéristiques. Cette théorie s'appuie sur la découverte de Wasserman et Takaki, la neutralisation de la toxine tétanique par le mélange *in vitro* avec la substance des centres nerveux de certains animaux, sur l'existence du tétanos cérébral de Roux et Borrel, sur les expériences de Metchnihoff et sur les travaux histologiques de Marinesco.

L'autre théorie a eu pour point de départ les communications de MM. J. Courmont et Doyon à la Société de biologie. On peut l'appeler la théorie chimique : pour elle, la toxine tétanique présente dans son mode d'action des particularités qui la distinguent de la majorité des autres toxines microbiennes. Se fondant sur la période fatale d'incubation qui se manifeste entre l'injection de la toxine et l'apparition des contractures, cette théorie admet une transformation, une combinaison de la toxine tétanique dans l'organisme, soit que la toxine soit elle-même transformée, soit qu'elle soit l'origine de modifications de l'organisme. En d'autres termes, la cause du tétanos est une substance nouvelle formée dans l'organisme, aux dépens de celui-ci ou de la toxine, ou par combinaison des deux.

A la suite de l'étude du bacille du tétanos et de sa toxine, des espérances sont fondées sur une thérapeutique rationnelle. La connaissance des propriétés antitoxiques des sérums d'organismes rendus réfractaires, fit entrer la thérapeutique dans une voie nouvelle. Et, depuis quelques années, les chirurgiens ont porté leur attention vers le traitement par les injections du sérum antitétanique découvert par Behring et Kitasato en 1890. Mais il fallut en revenir des conclusions efficaces sur les propriétés curatives du sérum antitétanique. Et, en 1893, à la suite des expériences et des observations cliniques, Roux et Vaillard posent des conclusions formelles sur les propriétés préventives et curatives du sérum. La question est définitivement jugée : la sérothérapie antitétanique aura d'autant plus de chances de réussir qu'elle sera employée préventivement, que la période d'incubation du tétanos sera plus longue, et que sa marche sera plus lente. C'est alors que l'intoxication graduelle et progressive des éléments nerveux par la toxine tétanique, laisse au sérum le temps d'agir, surtout si la prompte ablation du foyer local d'infection empêche l'élaboration et la résorption du poison tétanique. Il ne faut pas espérer guérir le tétanos confirmé ou prêt à éclater, par des injections sous-cutanées de sérum antitétanique. Jamais, d'après l'opinion de M. Courmont, le sérum antitétanique n'a entraîné la guérison d'un tétanos confirmé.

Le sérum antitétanique n'a donc pas en médecine la place que lui avaient assignée Behring et Kitasato. En 1898, Roux et Borrel avaient pensé tourner le problème, agir plus efficacement en injectant directement le liquide dans la substance cérébrale. Quelques résultats isolés encouragèrent d'abord dans cette voie (Quénu, Ombredanne, Morestin, etc.). La statistique globale des faits, réunis au nombre de 24 en un an, a donné 74 pour 100 de morts, proportion à peu près analogue à celle fournie jusque-là par le seul traitement médical. En résumé, la thérapeutique du tétanos par le sérum antitétanique est encore incertaine : si l'action préventive du sérum est toute-puissante, l'action curative est sinon nulle, au moins partielle et jamais absolue.

Malgré cette incertitude, les indications générales du traitement du tétanos n'en persistent pas moins à la suite des idées acquises sur la pathogénie et la nature de cette maladie : le tétanos représente parmi les infections chirurgicales le type de la maladie d'intoxication, la toxine qui l'engendre est fabriquée par le bacille végétant au lieu d'inoculation, et c'est de ce foyer qu'elle diffuse dans les humeurs ; la production du poison dure autant que la culture microbienne. L'intoxication ne se révèle pas immédiatement ; entre le moment où le poison s'absorbe et les symptômes fonctionnels s'écoule un intervalle de durée variable. Quand le tétanos se déclare, dit Vaillard, la toxine a donc, depuis un certain temps, produit son impression sur le système nerveux ; à cette action première s'ajoute celle des nouvelles doses que le microbe continue à sécréter.

De ces connaissances découlent donc trois grandes indications du traitement : supprimer le foyer où le poison s'élabore, détruire le poison introduit dans l'organisme, agir sur les éléments nerveux déjà frappés pour les ramener à leur état normal, en apaisant l'hyperexcitabilité réflexe.

La première indication est remplie par l'antiseptie chirurgicale. La spore tétanique offre une grande résistauce aux agents les plus actifs (acide phénique à 5 pour 100. sublimé à 1 pour 1000. Mais dans les conditions ordinaires, la spore tétanique n'est pas seule à végéter dans une plaie accidentelle, à côté d'elle vivent des microbes vulgaires dont la présence lui permet d'accroître sa vitalité et de sécréter sa toxine. Détruire ces organismes surajoutés, c'est empêcher l'infection tétanique; c'est ce que peut faire l'antisepsie et c'est ainsi, pour Vaillard et Vincent, qu'il faut comprendre son action en matière de tétanos.

Quant aux deux autres indications, si le sérum est impuissant à les remplir en présence d'un tétanos confirmé, nous allons voir quelle est à leur égard l'efficacité de l'acide phénique préconisé par Baccelli dans le traitement du tétanos.

CHAPITRE II

HISTOIRE CLINIQUE DE LA MÉTHODE DE BACCELLI

Le traitement du tétanos, avons-nous dit, doit mettre à profit les notions mises en lumière sur l'origine et la nature spécifique du tétanos. La thérapeutique, étant donné la nature infectieuse du tétanos, doit donc être une thérapeutique antiseptique, antimicrobienne. Déjà, avant que le sérum antitétanique ne s'imposât comme médication spécifique rationnelle, des essais avaient été faits dans ce sens. Au premier Congrès de la Société italienne de médecine interne, tenu en 1888, le Dr Baccelli rapporta un cas de guérison du tétanos par les injections hypodermiques d'acide phénique. Il injectait 1 centigramme de substance active toutes les heures ou toutes les deux heures, et la dose, disait-il, pouvait être portée à 2 centigrammes pour les cas urgents.

Baccelli avait déjà, depuis des années, fait usage avec succès des injections d'acide phénique à la dose de 15 à 30 centièmes de grain[1] d'acide phénique dans le traitement de la névralgie, soit aiguë, soit chronique ;

[1] Grain = 0 gr. 0648.

en particulier, elles eurent un résultat efficace dans de nombreux cas de sciatique, parmi lesquels quelques-uns étaient rebelles. Ces résultats heureux l'amenèrent à essayer ce mode de traitement dans le tétanos. Il trouva que la tolérance des tétaniques pour l'acide phénique allait toujours en augmentant.

En 1890, Baccelli appliquait le même traitement avec succès à un nouveau tétanique. A la même époque, un troisième cas de guérison était observé par le Dr Paolini. En 1889, Baculo Bartolomeo de Naples *(Gaz. Osped.* 1890) signalait un cas de guérison du tétanos traumatique par les injections hypodermiques de sublimé corrosif au 1/100, mais l'observation ne paraît pas concluante, car on avait employé concurremment les bains tièdes, le chloral, le bromure de potassium, la pilocarpine.

Le principe de la méthode de Baccelli, défini par Ascoli en 1898, dans une communication à l'Académie de médecine de Rome, se rattache à l'existence des chaînes latérales d'Ehrlich ; les centres nerveux sont la partie atteinte de préférence par le tétanos, pendant que le poison subit une combinaison chimique. L'acide phénique a d'un côté, *in vitro*, une influence d'arrêt sur les cultures du bacille du tétanos, d'un autre côté, son action s'exerce, à dose toxique, de préférence sur les centres nerveux. Pour Ascoli, l'acide phénique va à l'encontre de l'action du poison, dont il ralentit la formation, et peut-être favorise-t-il la formation de l'antitoxine.

Depuis les premières observations de Baccelli, les injections d'acide phénique ont eu une assez large application dans le traitement du tétanos. Ce traitement a donné d'excellents résultats aux chirurgiens italiens Bidder, Cimbali, Becker, Tricola, etc. En 1898, Ascoli rapportait 32 cas de guérison sur 33 cas de tétanos. A ces cas doivent être ajoutés un certain nombre d'autres, soit d'auteurs italiens surtout, soit d'auteurs étrangers. Une dernière statistique récente ramène à 77 le nombre des cas de tétanos traités par les injections phéniquées, avec une mortalité de 12 à 13 pour 100.

Baccelli avait été amené à se servir de l'acide phénique, par la considération que cette substance micro-bicide est un médicament modérateur des réflexes et un antithermique. La pratique vint justifier ces vues et, d'après une quarantaine de cas, Salvioli était autorisé à donner sur la méthode les conclusions favorables suivantes :

« Les injections d'acide phénique atténuent sensiblement les spasmes et les contractures.

« Elles agissent comme antitoxiques.

« Elles modèrent le pouvoir réflexe des centres nerveux.

« Elles satisfont à la plupart des indications du traitement et s'adaptent à la majorité des cas.

« Elles donnent de meilleurs résultats que la séro-thérapie. »

Cette méthode scientifique n'a pour ainsi dire pas été suivie en France, où on ne lui a accordé aucune conclusion précise, ne lui jugeant pas un passé suffisant pour l'apprécier. Nous n'avons relevé que quatre cas, un de Gancel (1893) et trois à l'Hôtel Dieu de Lyon, un cas dans le service de M. le professeur Poncet, et deux cas de M. le professeur agrégé Pic, dont un cas de mort.

Il semble pourtant, d'ores et déjà, que, si l'on n'a pas d'idée préconçue et partiale, il faut reconnaître, d'après les résultats cliniques obtenus, que les injections d'acide phénique constituent une méthode pratique et indiscutable contre le tétanos, côté scientifique démontré par les expériences de Kitasato, Babès et Tizzoni, côté pratique démontré par les observations cliniques d'une nombreuse statistique.

Ce sont ces deux points qui nous permettront le mieux d'apprécier et de juger l'expérimentation, et l'application au tétanos humain, des injections phéniquées.

CHAPITRE III

LES INJECTIONS PHÉNIQUÉES
APPLIQUÉES AU TÉTANOS EXPÉRIMENTAL
ET AU TÉTANOS ÉQUIN

En 1891, Kitasato et Tizzoni démontrèrent que la solution d'acide phénique à 1,5 pour 100 annulait *in vitro*, en quelques heures, le pouvoir toxique de la culture du bacille du tétanos. Babès, en 1895, guérit deux chiens en neuf jours, en leur injectant en cinq fois, par jour, 10 centimètres cubes de la solution phéniquée à 5 pour 1000, et deux pigeons sur trois, trois cobayes sur trois, cinq rats sur dix, en leur injectant par jour 1 centimètre cube de la solution. Vinrent ensuite les succès de Sahli, de Rose, de Heddaens. Giès, Sackowski, arrivèrent à démontrer que l'acide phénique a une action de prédilection sur les centres nerveux ; que, en solution concentrée, il modère les mouvements cellulaires et, selon Prudden, atténue et abolit le pouvoir des ferments produits. Il s'ensuit que, chez les tétaniques, il diminue les réflexes douloureux, calme les spasmes et les contractures musculaires, ralentit l'action de la toxine tétanique, peut-être rend des forces aux élémentsc ellulaires nerveux, ou facilite la production de l'antitoxine.

En 1897, Muzzio fit paraître dans la *Gazetta Medica di Turino* le résultat de ses expériences portant sur le traitement de l'intoxication tétanique par les injections phéniques : ses expériences sur des chiens établirent que les animaux traités par des injections d'acide phénique succombent à la dose mortelle d'une toxine tétanique de Tizzoni et qu'après l'apparition des premiers symptômes du tétanos, le traitement par l'acide phénique reste complètement sans efficacité : le sang des animaux traités par l'acide phénique n'exerce aucune action neutralisante sur la toxine tétanique.

A la suite de la brillante statistique clinique apportée par Ascoli, trente-deux guérisons sur trente-trois cas de tétanos traités suivant la méthode de Baccelli, MM. J. Courmont et Doyon firent une série d'expériences sur le traitement du tétanos expérimental par les injections d'acide phénique. Nous empruntons l'exposé de leurs expériences à la communication qu'ils firent à la Société de biologie de Paris.

Dans leurs expériences, le tétanos a toujours été obtenu par injection sous-cutanée de toxine, et jamais par l'inoculation du microbe. Les cobayes ont été traités, soit de suite après l'injection, c'est-à-dire pendant l'incubation, soit dès l'apparition des premières contractures. D'autres animaux ont reçu pendant longtemps de l'acide phénique avant l'injection tétanique, pour tenter une sorte d'immunisation. L'acide phénique a été employé dissous à 1 ou 2 pour 100.

1. COBAYES

La dose journalière limite à employer sans produire d'accidents d'intoxication a d'abord été déterminée. Elle est de 5 à 6 centigrammes par jour, injectée en trois ou quatre fois.

L'expérience comporte quatre lots :

1º COBAYES PRÉALABLEMENT IMPRÉGNÉS D'ACIDE PHÉNIQUE :

Trois cobayes A. B. C. de 500 à 670 grammes.

A a reçu 1 gramme d'acide phénique en vingt-trois jours.

B a reçu 1 gr. 35 en vingt-trois jours.

C a reçu 1 gr. 41 en trente-trois jours.

Ils reçoivent le même jour que les autres lots la même dose de la même toxine tétanique ($1/300$ cm^3) sous la peau d'une cuisse. On continue les injections journalières d'acide phénique 5, 6, 7 centigrammes. A la trente-sixième heure, la peau injectée est contracturée : la mort survient le troisième jour avec tétanos généralisé.

2º COBAYES TRAITÉS DE SUITE APRÈS L'INJECTION.

Cinq cobayes (675 à 775 grammes) reçoivent chacun $1/300$ cm^3 de toxine tétanique sous la peau d'une cuisse. On commence immédiatement le traitement : cinq injections de 1 centigramme. On le continue jusqu'à la mort. Incubation du tétanos : trente-six heures.

Tous les cobayes meurent de tétanos généralisé, les 3e, 7e, 11e et 26e jours.

3° COBAYES TRAITÉS APRÈS LES PREMIÈRES CONTRACTURES

Cinq cobayes de 560 à 615 grammes reçoivent en même temps que les précédents 1/300 de centimètre cube de toxine tétanique sous la peau d'une cuisse. Incubation : trente-six heures. On commence alors le traitement : cinq injections de 1 centigramme d'acide phénique par jour. On le continue jusqu'à la mort. Le tétanos se généralise le troisième jour. Tous les cobayes meurent les 5e, 6e, 7e, 8e et 11e jours.

4° COBAYES TÉMOINS

Trois cobayes de 650 grammes. Même injection de toxine tétanique. Incubation : trente-six heures.

L'un meurt le sixième jour, et les deux autres meurent le huitième jour de tétanos généralisé.

Il ressort de cette expérience que le traitement du tétanos expérimental par les injections sous-cutanées d'acide phénique faites dès l'apparition des contractures ou même dès le début de l'incubation, est inefficace. A peine pourrait-on noter un retard dans la mort d'un cobaye du deuxième lot (26e jour), mais ces survies se rencontrent parfois chez des cobayes neufs. Par contre, l'immunisation antérieure par l'acide phénique paraît avoir notablement accéléré la mort, sans toutefois raccourcir l'incubation.

II. LAPINS

Trois expériences :

1° Deux lapins de 1800 à 2700 grammes, reçoivent journellement sous la peau, pendant vingt-huit jours, l'un 20 centigrammes, l'autre 40 centigrammes (convulsions passagères, léger amaigrissement) d'acide phénique. Ils sont injectés chacun avec 5 centimètres cubes de toxine tétanique. Les premières contractures apparaissent le deuxième jour, et la mort survient les 3e et 8e jours. On avait continué les injections d'acide phénique jusqu'à la mort.

2° Trois lapins de 2500 grammes reçoivent chacun sous la peau 5 centimètres cubes de toxine ; l'un (A) est conservé comme témoin, le second (B) est traité de suite (40 centigrammes par jour) jusqu'à la mort ; l'autre (C) n'est traité qu'après les premières contractures. Incubation uniforme : trente-six heures. Au cinquième jour, C est atteint de tétanos généralisé, meurt le onzième jour, A et B ne présentent de tétanos généralisé que le dixième jour et meurent le dix-neuvième jour.

3° Un lapin de 1500 grammes reçoit de même 5 centimètres cubes de toxine. Incubation : quarante-huit heures. On le traite alors par des injections journalières de 20 centigrammes. Mort le cinquième jour, de tétanos généralisé.

Dans des conditions variées d'expérience, la méthode de Baccelli a donc échoué contre le tétanos expérimental par injection de toxine, du cobaye et du lapin. L'imprégnation préalable d'acide phénique paraît activer la marche du tétanos chez le cobaye. Devant le résultat négatif de leurs expériences personnelles, les auteurs concluent que l'acide phénique n'est pas antitoxique.

Dans le cours de ces dernières années, Francis Evelyn Place et le lieutenant-colonel Henderson appliquèrent avec succès les injections phéniquées au traitement du tétanos équin.

Le premier de ces auteurs donne la technique suivante : injecter dans le voisinage de la nuque et des épaules 1 drachme [1] d'acide phénique toutes les deux heures pendant les trente-deux premières heures de traitement, puis moins fréquemment, suivant que le besoin s'en fait sentir dans la suite. Dans l'espace d'une heure, il se produit au siège de l'injection un gros gonflement qui s'affaisse graduellement pendant la convalescence. La plus large dose employée dans un cas particulier fut 39 drachmes fluides en quatre-vingt-quatre heures. Il s'agissait d'un cheval arabe âgé de quatorze ans, qui guérit et put se remettre au travail vingt-deux jours après l'attaque.

L'auteur, dans les cas qui guérirent, n'administra jamais moins de 16 drachmes : dans deux cas, il vit des chevaux mourir après l'administration par la bouche d'une 1/2 once [2] d'acide phénique dilué donné pour une pneumonie : Francis Evelyn Place en conclut que dans

[1] Drachme = 3 cc. 54.
[2] Once = 28 gr. 34.

le tétanos il y a une tolérance spécifique pour l'acide phénique.

Avant de l'adopter pour le tétanos humain, Henderson institua ce traitement pour le tétanos équin. Son premier cas fut un cheval souffrant d'une attaque grave de tétanos. Il lui injecta dans la jugulaire 10 centimètres cubes d'une solution de sérum antitoxique. Une aggravation considérable des symptômes suivit, et le cas parut désespéré. Une dose de 1 drachme d'acide phénique lui fut injectée et, à la suite, la guérison survint.

Au mois d'octobre de cette année, M. Josias a repris l'emploi des injections phéniquées dans le traitement du tétanos expérimental. Ses résultats, qu'il a apportés à l'Académie de médecine de Paris, sont négatifs et viennent, d'accord avec ceux de MM. J. Courmont et Doyon, contre-balancer les résultats positifs établis par les autres auteurs :

M. Josias a expérimenté sur des chèvres intoxiquées avec de la toxine tétanique, inoculée à dose mortelle. Dès l'apparition des symptômes du tétanos, ces animaux ont reçu en injection 2 à 12 centimètres cubes d'une solution d'acide phénique à 2 pour 100. Dans aucun cas l'acide phénique n'a exercé une action favorable sur le tétanos. Les chèvres qui ont reçu les plus fortes doses d'acide phénique, 24 et 12 centigrammes par jour, sont mortes plusieurs heures avant le témoin, qui paraissait beaucoup plus malade qu'elles au moment où le traitement a été commencé. C'est la chèvre qui a reçu la plus faible dose d'acide phénique, 6 centigrammes par jour, qui a résisté le plus longtemps.

Bien que la chèvre supporte impunément pendant plusieurs semaines des doses quotidiennes de 4o à 5o centigrammes d'acide phénique pur (Nocard), on pourrait supposer que de meilleurs résultats auraient été obtenus avec des doses plus faibles d'acide phénique.

Dans une seconde série d'expériences, l'acide phénique a été employé à doses plus faibles; la mort est survenue un peu plus tardivement.

Plus récemment encore, un auteur italien, Cioffi, encouragé par le succès brillant obtenu par le traitement d'un cas de tétanos grave au moyen des injections phéniquées, a voulu faire des recherches expérimentales sur des lapins rendus tétaniques. La dose d'acide phénique employée dans les diverses expériences a été jusqu'à 42 centigrammes par jour et par lapin. Dans tous les cas, le résultat a été négatif.

Que faut-il retenir de toutes ces expériences négatives? Il faut, avec Cioffi, donner aux faits expérimentaux leur juste valeur, sans exagérer. Dans le tétanos expérimental, on assiste, à proprement parler, comme le fait remarquer l'auteur, à la forme du tétanos, tumultueuse et rapidement mortelle. S'il était possible de provoquer une forme lente du tétanos expérimental, on aurait du succès; c'est dans les formes lentes, même très graves, que le phénol peut avoir de l'effet, comme la clinique l'enseigne par une large statistique. Il serait dangereux d'établir un parallèle entre la forme expérimentale et la forme du tétanos humain, car elles diffèrent en beaucoup de points, comme la période d'incubation et l'évolution des symptômes. Il y a à tenir compte des questions du terrain. Quand la forme expérimentale provoquée se rapproche, par son évolution lente, de la forme humaine, ce que Babès a pu faire, on peut avoir aussi des guérisons. Il faut qu'on donne au médicament le temps d'atteindre son action bienfaisante... Cioffi conclut que, dans la majorité des cas, dans la clinique humaine, on peut réussir, et que les médecins ne peuvent se sentir préoccupés de certaines défaites du laboratoire, qui tiennent à des conditions inhérentes à l'animal.

Telles sont les principales données fournies par les injections phéniquées appliquées au traitement du tétanos expérimental. Si les expériences de MM. Muzzio, J. Courmont et Doyon, Josias, Cioffi, sont absolument négatives touchant l'efficacité de la méthode, celles positives des autres auteurs, quand même elles n'autorisent pas à poser une conclusion précise au sujet de l'action de l'acide phénique sur l'évolution du tétanos, n'en gardent pas moins une certaine autorité et doivent être prises en considération ; et l'action antitoxique de l'acide phénique contre le tétanos semble être assez suffisamment établie par Kitasato, Babès et Heddaens, pour justifier dans une certaine mesure son emploi dans la pathologie humaine.

Nous allons exposer cette méthode appliquée au tétanos humain, nous réservant, par la suite, de la discuter, et de juger si au moins elle est rationnelle, et si les résultats concordent pour la conseiller.

CHAPITRE IV

LA MÉTHODE DE BACCELLI ET
LE TÉTANOS HUMAIN

La méthode générale du traitement de Baccelli consiste à injecter sous la peau des tétaniques de l'acide phénique en solution à 2 à 3 pour 100. On ne conseille pas d'administrer l'acide phénique par la bouche, en lavements ou en applications externes. Il est préférable d'employer toujours la solution aqueuse en injection sous-cutanée. Dans des circonstances spéciales, on a pu faire des injections profondes à 10 pour 100 d'huile d'olive phéniquée, dont on injectait 2 à 3 centimètres cubes, deux à quatre fois par jour ; de cette façon, la tolérance est plus grande, l'action plus lente est graduée, et on a pu ainsi arriver à injecter 1 gramme d'acide phénique par jour en peu de fois. Avec cette formule, dans le cas de phénomènes de collapsus, on a pu associer le camphre dans les proportions de l'acide phénique.

La solution aqueuse est la plus généralement employée, les solutions aqueuses phéniquées préparées à l'alcool sont beaucoup plus irritantes que celles dans lesquelles la dissolution de l'acide est favorisée par la glycérine.

Les injections sont pratiquées plusieurs fois par jour, toutes les deux, trois ou quatre heures, jusqu'à la fin du tétanos (vingt jours et plus). Chaque injection contient 3 centigrammes à 4 centigrammes d'acide phénique : la dose journalière est d'environ 3o centigrammes. Dans mainte observation cette dose a été de beaucoup dépassée, Cervellini faisait les injections toutes les deux heures. Matin et soir il donnait un grand bain de 4o degrés pendant deux heures. Au bout de quatre jours l'amélioration se produisait, et on pouvait espacer les injections.

Ascoli, dans une observation, a porté les doses jusqu'à 72 centigrammes en vingt-quatre heures. Pour Favero, il faut donner 1 centigramme d'acide phénique par kilogramme d'individu.

Les injections se pratiquent plus ou moins loin du siège de la blessure, cela ne semble pas avoir grande importance.

Suivant la gravité des cas, suivant l'état d'amélioration ou d'aggravation que l'on observe, on diminue ou on augmente les doses d'acide phénique, soit en faisant varier le titre des solutions, soit en espaçant ou en rapprochant l'intervalle de temps compris entre chaque injection. Mais en général il est inutile, même dans les cas très graves, de dépasser la dose de 72 centigrammes d'acide phénique par jour. Fioroli conseille d'aller jusqu'à 3 grammes, mais avec une semblable dose le traitement devient dangereux.

L'organisme semble très bien supporter l'acide phénique en injection; c'est ainsi qu'il n'est pas rare de voir des cas où le traitement fut continué sans interruption pendant trente et même quarante jours, ce qui donne un total de 12 à 16 grammes d'acide phénique injecté au malade pendant le cours de la maladie, en prenant comme moyenne la dose journalière de 40 centigrammes. Malgré ces doses énormes d'acide phénique les lésions rénales sont rares, et même il n'est pas fréquent de voir les urines présenter la coloration brun noirâtre.

Tout récemment, Montebelli a rapporté l'histoire de trois cas de tétanos guéris par la méthode de Baccelli; on trouvera l'une de ces trois observations résumée plus loin.

Dans ces cas, Montebelli a donné à ses malades, tout le temps pendant lequel ils ont été soumis aux injections d'acide phénique, une dose journalière de 20 grammes de sulfate de soude, ainsi que le conseille Réale dans ses *Recherches sur l'élimination de l'acide phénique par l'organisme.*

Grâce à la présence du sulfate de soude, il se trouve dans l'économie de l'acide sulfurique en excès; or, on sait que l'acide phénique se transforme dans l'organisme, et spécialement dans le foie, en un phénosulfate alcalin, combinaison inoffensive; la présence d'acide sulfurique en excès favorise donc cette combinaison, et l'on évite ainsi les phénomènes d'intoxication. Pour introduire de l'acide sulfurique en excès dans l'organisme, on pourra donner soit du sulfate de soude, soit de la limonade sulfurique. suivant qu'il existe de la constipation ou de la diarrhée. Montebelli croit que c'est grâce à l'absorption journalière de sulfate de soude que l'un de ses malades a pu sup-

porter pendant quarante et un jours une dose de
65 centigrammes, ce qui fait un total de 26 grammes
d'acide phénique. Le malade n'a présenté aucun signe
d'altération rénale ni de coloration noirâtre des urines.

Suivant les remarques mêmes de Baccelli, il semble
même que la tolérance des tétaniques pour l'acide phénique aille toujours en augmentant. Les hommes sup-
portent une plus forte dose que les femmes et les en-
fants.

Quel est le lieu d'élimination de tout cet acide
phénique introduit dans l'organisme? Pour Faivre,
dans sa thèse de Bordeaux, 1888, l'acide phénique
paraît s'éliminer par les divers émonctoires de l'économie, mais surtout par les reins. C'est donc dans
l'urine qu'il faut le rechercher de préférence, à l'état de
substance phénolformatrice et le plus souvent de phé-
nylsulfate alcalin de potasse, formé par la combinaison
de cet acide avec les sulfates de l'organisme.

Malgré la quantité d'acide phénique administrée, les
urines examinées fréquemment dans diverses observations n'ont présenté aucun changement de coloration
dans aucune période du traitement. Puisque dans aucun moment ils n'ont surpris le remède dans l'urine,
Périconne et Sapuppo considèrent que l'élimination de
l'acide phénique doit se faire par une autre voie
d'excrétion de l'organisme, et avancent l'hypothèse
que l'acide phénique s'élimine, *en bonne partie*, soit
en nature, soit, après transformations nécessaires, *en
bonne partie* avec la sueur qui s'écoule abondamment
du corps du tétanique.

Au point de vue local, le seul inconvénient de l'injection est de déterminer une douleur cuisante, une
sensation de brûlure d'intensité variable : la douleur
provoquée est d'ailleurs passagère et diminuée encore
par l'adjonction de glycérine ou de camphre. Cette sensation est suivie d'une action calmante, topigène, très
manifeste dans le cas d'accidents locaux douloureux ;
l'injection est légèrement anesthésique, analgésique et
antiphlogistique ; l'injection faite ne peut produire
d'accidents locaux qu'en cas de faute contre l'asepsie ;
une région œdématiée par l'albuminurie doit cependant être évitée.

Malgré la grande tolérance que l'organisme des tétaniques manifeste pour l'acide phénique, les injections
d'acide phénique exigent une continuelle surveillance
de la part du médecin, pour éviter toute intoxication.

Cependant ces phénomènes d'intoxication sont
rares, et dans les diverses observations que nous avons
recueillies, on ne relève que certains méfaits peu
graves d'ailleurs, dus à des doses prolongées
d'acide phénique. C'est bien à l'acide phénique que
l'on doit imputer, il semble, cette éruption scarlatiniforme signalée dans l'observation prise dans le service
de M. le professeur Poncet. C'est peut-être à l'acide
phénique que l'on doit attribuer le délire qui précéda
la mort dans l'observation de Loglio. Dans le cas de
Conti, où l'acide phénique fut administré à la dose de
25 centigrammes *pro die*, l'intoxication se manifesta
par du strabisme et une éruption morbiforme.

Ces rares faits sans gravité ne témoignent pas contre
l'emploi de l'acide phénique, devant surtout ces nom_

breux cas où son usage, malgré des doses longuement répétées, ne produisit ni éruption, ni irritation locale, ni apparition de l'acide phénique dans l'urine, en un mot, aucun symptôme d'intoxication.

Tout en surveillant d'ailleurs tout phénomène d'intoxication, il sera bon d'ajouter au traitement par les injections phéniquées, 4 à 6 centigrammes de morphine par jour.

Après avoir passé en revue la méthode de traitement, sa facilité, la tolérance des tétaniques pour l'acide phénique, nous allons, par l'étude générale des propriétés de ce remède, voir si son emploi est justifié, et si les statistiques l'encouragent.

CHAPITRE V

ACTION PHYSIOLOGIQUE GÉNÉRALE DE L'ACIDE PHÉNIQUE. — STATISTIQUES

Les deux points de ce chapitre serviront à établir la légitimité de l'emploi de l'acide phénique dans le traitement du tétanos. Nous avons déjà établi que, dans le traitement du tétanos, il y a trois indications générales à remplir : supprimer le centre productif du poison tétanique, ce qui est l'œuvre de l'antisepsie locale proprement dite, rendre inoffensif le poison circulant dans l'organisme et agir sur les éléments nerveux déjà atteints. Aux deux dernières indications, la solution phénique correspond-elle ?

Dans un second ordre d'idées, deux éléments de pronostic sont surtout à retenir dans le tétanos : la longueur de l'incubation, l'élévation de la température. Plus l'incubation est courte, plus le tétanos est grave. Le tétanos fébrile est le plus souvent mortel. La fréquence du pouls et de la respiration indique une aggravation considérable de la maladie. L'action physiologique générale de l'acide phénique lui permet-elle de lutter contre cette température, et de diminuer par là même une chance de mort ?

Action antiseptique, action antipyrétique, affinité

pour le système nerveux, telles sont les propriétés particulières du phénol qui autorisent son emploi dans le traitement du tétanos.

L'emploi des injections sous-cutanées d'acide phénique dans les maladies infectieuses, revient comme priorité au Dʳ Declat, qui s'en servait dès l'année 1865. Laborde avait déjà fait, en 1857 et 1858, sur des animaux rendus d'abord septicémiques, des injections phéniquées. Il faut noter deux thèses de Bonn, Wiznowski et Schmitz sur l'emploi des injections sous-cutanées d'acide phénique.

Jusqu'à 1880, on l'apprécie surtout au point de vue antiseptique. Ce n'est qu'en 1880 qu'on commence à l'utiliser pour abaisser la température fébrile. Faivre (thèse de Bordeaux 1888) signalait déjà l'abaissement thermique, parfois considérable, dans les cas de maladie infectieuse ou virulente. Si l'on administre à un fébricitant, dit Desplats, une dose suffisante d'acide phénique (peu importe le mode d'administration, peu importe la nature de la maladie), on observe presque immédiatement des effets constants d'antithermie : c'est une action antipyrétique de courte durée, mais prompte et sûre. Arrivé dans le sang, le phénol agit sur ses éléments, en abaissant leur vitalité : il s'y oxyderait aux dépens de l'oxygène destiné à l'hématose : l'un de ses produits d'oxydation est l'hydroquinone $C^6H^6O^2$, isomère de la résorcine, l'un et l'autre antiseptiques, antipyrétiques, antithermiques. Ce serait donc à la présence du phénol dans le sang que l'on devrait rattacher son action antipyrétique, qui semble résulter de son action déprimante sur la vitalité

élémentaire, sur les processus d'oxydation (Gubler).
Pour M. Lépine, ce serait par l'intermédiaire du système nerveux que le phénol exercerait son action antipyrétique. Après avoir rapporté les expériences de
Bert et Jolyet, dont la principale conclusion est celle-ci :
« L'acide phénique agit comme la strychnine sur
l'excitabilité de la moelle », il incline à rapporter l'action antipyrétique du phénol, plutôt à son influence
sur les centres nerveux qu'à celle sur les globules
sanguins.

Cette dernière application ne fait d'ailleurs que con-
corder avec ce que l'on connaît sur l'affinité spéciale du
phénol pour le système nerveux. Celui-ci, d'après les
recherches de Giès, en retiendrait 0,026 pour 100,
tandis que le foie n'en retiendrait que 0,009, et les
reins 0.013.

Son action porte sur l'axe encéphalo-médullaire tout
entier, pour produire, à dose toxique, des convulsions
chez les animaux, et le coma d'emblée chez l'homme.
Paul Bert et Jolyet ont montré que ces convulsions
sont d'origine centrale, car elles cessent sur les membres dont on a coupé le nerf, et qu'elles résultent d'une
action sur l'axe encéphalo-médullaire tout entier, car
elles persistent dans tout le corps quand la moelle est
sectionnée. Les convulsions témoignent d'une excitation des centres nerveux, à laquelle fait suite l'épuise-
ment : l'excitation initiale fait ordinairement défaut
chez l'homme ; suivant la remarque de Küster, elle est
d'autant moins prononcée que l'animal a un système
nerveux plus développé.

« Ma raison de prescrire l'acide phénique, dit Pike,

est l'effet paralysant qu'a sur la moelle une dose toxique et l'idée qu'une petite dose peut avoir une action sédative. » Favero, étudiant l'importance qu'a l'acide phénique dans la cure du tétanos, rapporte un cas observé par lui, dans lequel l'acide phénique ne manqua pas d'exercer une action antagoniste de celle de la toxine tétanique, et peut être considéré, par son pouvoir d'arrêter dans une certaine limite l'infection tétanique, comme une précieuse acquisition en pareille occurrence. L'acide phénique agit comme une antitoxine qui sature le système nerveux et exerce une action antiseptique patente sur le sang (Flavel Woods). C'est cette première idée qui avait guidé Baccelli, en voyant dans l'acide phénique un antithermique et un modérateur des réflexes, pouvant agir sur les spasmes et les contractures tétaniques.

Si les résultats positifs de certains expérimentateurs. si la facilité de la méthode, la tolérance que les malades ont pour elle, si les propriétés générales de l'acide phénique en autorisent l'emploi en le justifiant, cet emploi ne peut être encore qu'encouragé par les résultats cliniques qu'il apporte, appliqué au tétanos humain.

Si son action paraît pouvoir être contestée dans certaines observations où l'incubation fut longue, le tétanos à marche subaiguë, la température peu élevée, et où elle fut aidée par d'autres médications, dans d'autres cas on ne saurait lui refuser une action manifeste, avec une incubation de quelques jours et l'impuissance d'autres médications. Dans l'observation V, avec un tétanos de trois jours d'incubation, la médication

seule par les injections phéniquées amena une amélioration rapide et progressive. Le chloral avait été
administré pendant six jours, à la dose de 10 à 12
grammes *pro die*, sans aucun résultat, et le cas semblait désespéré. Dans la plupart des observations,
l'amélioration est obtenue dès les premières injections :
cette amélioration est même ressentie par le malade,
qui réclame les injections dans lesquelles il trouve un
soulagement momentané (obs. IV). L'efficacité de
l'acide phénique ne peut être plus nette que dans l'observation de Sbrana, qui résume une sorte d'expérimentation clinique avec trois cas de tétanos : l'un, témoin,
abandonné à lui-même, le second traité peu de temps
par les injections phéniquées, le troisième traité régulièrement suivant la méthode de Baccelli, ce dernier cas
seul guérissant.

Si la majorité des cas traités par cette méthode ne
rentre pas dans la catégorie des tétanos aigus, il n'en
est pas moins vrai qu'il y a quelques cas graves où le
traitement de Baccelli parut sauver le malade : tels sont
les cas de Perricone et Sapuppo (incubation de six
jours), dont nous reproduisons plus loin l'observation,
et de S. de Rossi (incubation de huit jours). Dans les
trois observations de Montebelli, les malades guérirent
sans autre traitement que celui de Baccelli.

L'efficacité de sa méthode se révèle davantage encore,
si l'on met en parallèle les statistiques résumant les
résultats du traitement du tétanos par les sérums
antitétaniques et la méthode de Baccelli.

D'après une statistique apportée par Ascoli, en 1898,
une réunion de cas de tétanos, tirés de la littérature

médicale, traités avec les sérums de Behring, de Tizzoni, et les injections d'acide phénique, donne les nombres suivants :

33 cas, traitement avec le sérum de Behring, 13 morts.

47 —   —   —   de Tizzoni, 10 —

33 —   —   — l'acide phénique, 1 —

Si l'on prend de cette liste les cas réputés comme graves, en tenant compte de la durée d'incubation et de l'évolution clinique, on a les résultats suivants :

8 cas graves, Behring avec 6 morts.

8   —   Tizzoni   —   4   —

8   —   Baccelli   —   1   —

Avec cette statistique, les résultats de la méthode de Baccelli laissent donc loin derrière eux ceux de la sérothérapie.

Alexis Moschowitz a récemment publié un intéressant travail sur le traitement du tétanos (1901). L'auteur prend les moyennes de mortalité obtenues jusqu'à ces derniers temps. Elles sont ainsi établies, suivant :

Richter 88   o/o

Behring . . . . . 80,90 —

Raymond. . . . . 90 5 —

Gowers 90   —

Dean 80   —

Quant à la provenance de l'antitoxine, les cas sont répartis de la façon suivante :

Tizzoni   cas 76 Guérison 53 Mortalité 30,2 o/o

Behring   — 61   —   35   —   42,6 —

Institut Pasteur — 39   —   25   —   35,8 —

Prof. Roux   — 27   —   9   —   66,6 —

Mettons en face de ces chiffres, la statistique de

Bevenutti (5 janvier 1901). Les cas qu'il rapporte, traités par la méthode de Baccelli, sont au nombre de 58, avec seulement 3 morts, donnant une mortalité de 5 à 6 pour 100 ; avec la sérothérapie, 74 morts sur 171 cas, soit une mortalité de 43,2 pour 100. Depuis la statistique de Bevenutti, se sont ajoutés 19 autres cas, avec 7 morts, y compris les 2 cas graves de Cioffi, ce qui donne un total de 77 cas, avec une mortalité de 12 à 13 pour 100. Nous n'avons pas tenu compte, dans cette statistique, des cas où le traitement de Baccelli a été associé à la sérothérapie (cas de Hayes, de Kocher).

Il en résulte que l'acide phénique est le remède qui, dans le tétanos confirmé, donne les meilleurs résultats.

Mais puisque cette méthode donne de si beaux résultats, incontestablement supérieurs aux résultats obtenus par les autres méthodes, pourquoi son usage ne s'est-il pas répandu en dehors de l'Italie, et pourquoi, même en Italie, de nombreux médecins lui préfèrent-ils le traitement sérothérapique ?

Nous empruntons à la thèse de Lemonnier (Paris, 1901), les raisons qu'il pense pouvoir en donner : « La faute, dit-il, en est aux promoteurs de la méthode. Ascoli, dans son travail, dit qu'il est nécessaire de publier tous les cas heureux où la méthode de Baccelli aura été employée.

« Loglio demande avec plus de raison qu'on recherche avec soin tous les cas négatifs, afin de pouvoir établir une statistique exacte ; c'est aussi l'avis de Perricone et Sapuppo. Ce qui a empêché la méthode de faire plus d'adeptes, c'est qu'en Italie on n'a pas tou-

jours publié avec autant d'exactitude les cas de mort
que les cas de guérison ; les partisans de cette méthode
sont ainsi arrivés à donner des statistiques trop belles :
Ascoli donne, en 1898, 3,2 pour 100 de mortalité, et,
de notre côté, nous ne trouvons encore qu'une mortalité de 7,3 pour 100. Ces statistiques, évidemment
trop belles, ont mis en garde contre cette méthode un
grand nombre de médecins italiens et la presque totalité des médecins des autres pays, c'est pourquoi l'on
ne se sert guère, en dehors de l'Italie, de ce traitement. »

« Cependant, ajoute le même auteur, cette méthode
présente des avantages réels. Et en dehors des cas où,
d'ailleurs, tout traitement est le plus souvent impuissant, la méthode de Baccelli présente des avantages
réels et augmente de beaucoup les chances de guérison, et, en tout cas, c'est un traitement qui, s'il ne
repose pas sur des bases aussi scientifiques que la sérothérapie, mérite, malgré cela, d'être pris sérieusement
en considération. »

Quelques insuccès enregistrés (Favero, Loglio, Salvioli, Ascoli, Pic, Cioffi) n'ont rien qui doive étonner.
Jamais personne n'a prétendu que l'acide phénique
était un spécifique contre le tétanos. Lorsque l'infection est très grave, lorsque l'envahissement des symptômes est irrégulier, rapide et tumultueux, quand, en
un mot, la forme du tétanos humain se rapproche de la
forme expérimentale par la violence et l'invasion
rapide, tel ce cas de Cioffi où le tétanos évolua en deux
jours, il y a bien peu de chances pour que l'acide phénique, comme d'ailleurs le sérum, puisse donner d'heu-

reux résultats. Mais lorsque le décours de la maladie est plus lent, et qu'il est possible d'instituer régulièrement le traitement, la méthode de Baccelli est une méthode présentant des avantages réels et d'une efficacité plus constante que la sérothérapie.

OBSERVATION I

Clinique de M. le professeur Poncet.

Tétanos traumatique traité par la méthode de Baccelli.
Guérison.
(Lyon médical, septembre 1900.)

Q..., Joséphine, vingt et un ans, cultivatrice, entre le 17 mai 1900, dans le service, pour une plaie de la cuisse compliquée d'accidents tétaniques.

Dix-sept jours avant, elle reçut à bout portant, dans la partie supéro-externe de la cuisse, la décharge d'un petit pistolet, destiné à tuer les taupes dans leurs galeries souterraines : l'arme était souillée de terre. Six jours après, par la plaie suppurante, sortirent des débris de bourre et de vêtements et quelques plombs n° 10 à 11.

Le huitième jour, se déclara une douleur du talon, avec une tuméfaction inflammatoire au niveau de la plaie. Le douzième jour, apparurent des phénomènes nerveux, sous forme de contractions musculaires intermittentes, survenant toutes les dix minutes et occupant les muscles du tronc et du bassin, déterminant l'orthotonos. Ces accidents étaient réveillés facilement par le moindre bruit. On notait encore un trismus très marqué, intermittent. Le chloral et l'opium ont amené une diminution dans la fréquence des crises, qui ont été au nombre de deux dans les douze dernières heures.

Actuellement, trismus modéré, un peu de raideur du tronc et de la nuque, légère céphalée, intelligence normale. La plaie est suppurante. On donne 8 grammes de chloral et on isole la malade.

T. = 38°4.

Le 18 mai, incision au thermocautère de l'abcès profond et drainage.

Le 19 mai, température 39°5 : le trismus paraissait avoir augmenté malgré le traitement par le chloral. Suivant l'avis de M. Courmont, on institue le traitement de Baccelli : Toutes les quatre heures, injections intramusculaires de 2 centimètres cubes d'une solution d'acide phénique à 1/50. La dose d'acide phénique injectée par vingt-quatre heures s'élevait ainsi à 30 centigrammes. La malade ingéra, en outre 6 grammes de chloral, et fut mise au repos comme à l'ordinaire.

Ce traitement fut rigoureusement appliqué jusqu'au 11 juin. Pendant ce laps de temps, les crises furent rares : le tétanos restait surtout caractérisé par des contractures occupant le membre atteint et tous ses segments : le trismus persistait, ainsi qu'une légère raideur du tronc.

Le 9 juin, apparut une éruption scarlatiniforme généralisée : la suppression du chloral n'eut pas d'effet sur sa disparition, aussi supprima-t-on l'acide phénique le 11 juin.

Le 14 juin, la malade ne présentait plus ni éruption, ni accidents tétaniques : elle sortait guérie, le 15 juillet. La température s'était maintenue entre 38° et 38°5 jusqu'au 1er juin. Dans le papier retiré de la plaie, M. Louis Dor, chef du laboratoire, retrouva des bacilles de Nicolaïer qui donnèrent des cultures caractéristiques.

OBSERVATION II

Cas de M. le professeur agrégé Pic. Guérison.
(Lyon médical, 1900.)

Malade tétanique avec une température de 38°5, n'ayant pas de contracture généralisée, paraissant s'aggraver, bien qu'on lui administrât 12 grammes de chloral par la bouche ou le rectum. La température était de 39 degrés et le pronostic très réservé quand on institua le traitement de Baccelli. La guérison était complète au bout de huit jours.

OBSERVATION III

Cas de M. le professeur agrégé Pic. Mort.
(Lyon médical, 1900.)

Malade atteint de tétanos consécutif à une plaie de l'avant-bras. Six jours après l'accident, étaient apparues les convulsions· et les contractures, localisées aux membres d'abord, généralisées dans la suite. T. = 39 degrés. Le chloral et le bromure n'arrêtaient pas la marche croissante des accidents. Le traitement de Baccelli fut institué au bout de huit jours. La température parut bien s'abaisser, mais le malade n'en mourut pas moins huit jours après. Les crises convulsives étaient plus fréquentes.

OBSERVATION IV

Cas de Simonini de Venise. Guérison.
Gaz. degli. Osped. e delle cliniche. 21 janvier 1900.

F..., Emilia, quatorze ans. Le 21 octobre, elle s'enfonce une épine dans le genou gauche. Les jours suivants, les processus inflammatoires apparus au niveau de la piqûre augmentent, les mouvements du genou deviennent douloureux et difficiles.

Dans la nuit du 25 au 26, les premiers symptômes du tétanos apparurent; trismus, raideur de la nuque, qui s'accentuèrent pendant la journée : douleurs généralisées dans tout le corps. Contractures douloureuses dans le membre inférieur gauche, provoquées et accentuées par le moindre bruit. Température axillaire 37,8.

Le 26, on pratique avec la seringue de Pravaz cinq injections d'une solution à 3 pour 100 d'acide phénique chacune, toutes les trois heures : les symptômes tétaniques diminuent pendant quelque temps.

Pendant la nuit suivante, le trismus devient plus prononcé, la contracture de la nuque plus accentuée : contracture des muscles de la colonne. Contracture dans le membre supérieur droit.

Emission abondante d'urine : un peu d'albumine.

Le 27, contracture des muscles de la face, rigidité complète du tronc et du membre inférieur gauche, moins accentuée dans le droit.

Température le matin, 37°6, le soir 38°2.

.Pouls le matin 100, le soir 126.

Neuf injections, une toutes les deux heures.

Le 28, insomnie : les crises convulsives continuent avec la même fréquence.

Le matin, température 37°8, pouls 110

Le soir, température 38°8, pouls 126.

Au genou gauche, fluctuation manifeste : gonflement inguinal douloureux, incision, écoulement abondant de pus, désinfection avec une solution phéniquée à 3 pour 100. Pendant ce jour, dix injections.

Le 29 et le 30, on fait encore dix injections, les contractions sont moins fréquentes et plus courtes : l'adénite inguinale a disparu. T = 37°2. P. = 96.

Le 31, amélioration dans tout le cadre symptomatique ; la malade peut faire sans douleur quelques mouvements spontanés.

Du 1er au 4 novembre, on fait vingt-huit injections. L'amélioration continue : aucune contracture dans les muscles de la face : la bouche peut être entr'ouverte, les membres sont en résolution complète. Il persiste une légère contracture du dos et de la nuque. Urines normales.

Du 5 au 9 novembre, on fit vingt-cinq injections. Les symptômes tétaniques vont en diminuant, et le dernier jour il reste seulement une légère difficulté à ouvrir complètement la bouche.

Le 14 novembre la malade est complètement guérie : elle accuse seulement une grande faiblesse.

Du 9 au 10 novembre, on fit encore dix-huit injections.

OBSERVATION V

Cas de Gancel. Guérison.
Archives de Médecine et Pharmacie militaires, 1891.

V... Gaspero, Sicilien d'origine, trente-deux ans, maçon à Kesseur, se fit le 27 décembre 1890 à l'avant-bras gauche une plaie superficielle, due à l'éclatement d'un fusil de chasse. Le 30, apparut simultanément de la raideur dans le membre atteint et du trismus.

Le 4 janvier, il entrait à l'hôpital de Gabès.

Le moindre attouchement de l'avant-bras malade détermine de la raideur dans tout le membre avec flexion de l'avant-bras sur le bras et adduction.

Trismus très fort. Rire sardonique. Contractures par crises de dix à vingt secondes, sous la plus légère excitation ou spontanées, des muscles de la nuque et du dos.

Le 4 janvier au soir, température 40 degrés. P. = 96.

A la face antérieure de l'avant-bras, deux plaies bourgeonnantes dont la suppuration n'est pas tarie, mais à bon aspect. Pansement antiseptique. Traitement : 16 grammes de chloral en potion.

Du 5 au 9, accès tétaniques fréquents, 20 grammes de chloral en potion, température entre 37 et 38 degrés, stupeur et somnolence provoquées par la médication.

A partir du 9, aggravation progressive des symptômes.

Le 11, température au-dessus de 39 degrés. P. = 128, accès plus fréquents et plus douloureux. Même traitement. Injection sous-cutanée de 75 centigrammes de chlorhydrate de quinine.

Le 12, état général très grave. Somnolence, respiration stertoreuse : T. = 39°1 ; P. = 115.

On institue le traitement de Baccelli. On supprime toute autre médication, et six injections de 1 centigramme chacune d'acide phénique sont faites toutes les deux heures dans le cours de la journée. Le soir, température : 37°7.

Le 13 la température revient à 39°5.

Néanmoins, amélioration de l'état du malade qui est éveillé, parle et demande à boire.

On continue les injections.

Du 14 au 22, on continue les injections, disparition progressive de la fréquence des accès et des contractures.

Le 22, les membres inférieurs sont dégagés, mais les muscles de la paroi antérieure de l'abdomen se prennent en contracture douloureuse.

La recherche de l'acide phénique dans l'urine demeure sans résultat.

Le 1er février les contractures tétaniques sont définitivement localisées aux muscles abdominaux ; la tension abdominale va en s'atténuant peu à peu, et le blessé sort guéri le 17 février, cinquante jours après le début du tétanos.

OBSERVATION VI

Cas de Gilberti Salvioli de Venise. — Un cas d'insuccès dans le traitement du tétanos par la méthode de Baccelli.
Riforma medica, 24 mai 1901.

L'observation de l'auteur concerne une infection tétanique grave : la malade, atteinte de délire religieux, s'était infectée en portant en guise de cilice, une vieille semelle de soulier garnie de pointes qui avaient produit plusieurs excoriations sur la cuisse droite.

L'incubation avait été lente, les symptômes eurent une progression violente : le sujet, très affaibli, ne pouvait faire les frais de la résistance à une si violente atteinte. On fit pendant cinq jours quinze injections de la solution à 2 pour 100 d'acide phénique. La mort survint au cinquième jour.

OBSERVATION VII

Cas de Natoli. Guérison.
Gaz. degli. Osp. e del. clin., 1899.

Femme, cinquante-huit ans. Le tétanos se déclara quatorze

jours après l'infection, et le traitement fut institué trois jours après ce début En dix-huit jours, on fit cent soixante-quinze injections d'une solution à 3 pour 100 ; la plus petite dose fut 9 centigrammes, la plus forte 54 centigrammes. En tout, on injecta 5 gr. 25 d'acide phénique. Comme traitement symptomatique, furent associés le chloral, le bromure de potassium et la morphine. Dès les premières injections, les symptômes s'améliorèrent, de sorte que la malade réclamait les injections. Il ne se manifesta aucun phénomène d'intoxication par l'acide 'phénique.

OBSERVATION VIII

Cas de Ziengo, Tétanos guéri par la méthode de Baccelli.
Gaz. degli Osped. e delle cliniche, oct. 1898.

Concerne un homme de cinquante-deux ans. Le cas était assez grave : opisthotonos permanent et contracture permanente des muscles de l'abdomen et des extrémités. Pouls petit, arythmique à 130. T. = 38 degrés. R. = 39. Chloral et morphine administrés sans résultat. Le traitement spécial commença huit jours après la déclaration des symptômes. Le traitement commença avec 30 centigrammes par jour, monta ensuite jusqu'à 72 centigrammes et resta sept jours à cette dose. En tout, ce cas exigea 978 centigrammes d'acide phénique en vingt-sept jours.

OBSERVATION IX

Cas de Rossi, cas de tétanos grave guéri par la méthode
de Baccelli.
Supplemento al Policlinico, 1900.

Amélioration survenue dès le début, dès l'administration du remède ; rechute grave suivant une diminution de la dose, retour à l'amélioration permanente par l'augmentation de la dose.

OBSERVATION X

Perricone et Sapuppo, Supplemento al Policlinico.
1900, IV, N° 3o.

Chiovaro Vincenzo, âgé de vingt ans, se fait le 6 août, une blessure à la main gauche avec section du tendon fléchisseur du quatrième doigt. Quatre heures après l'accident, on pratique la suture du tendon, mais pas de la peau. Pendant les jours suivants, on fait d'abondants lavages antiseptiques au sublimé, on draine la plaie ; on ne constate pas de fièvre ; l'état général est bon.

Le cinquième jour, la température monte à 39 degrés ; le blessé se plaint de douleurs lancinantes avec irradiations dans le bras. La main est enflée, du pus ichoreux renfermant des bribes de tissu sphacélé s'écoule ; on désinfecte largement et on applique un pansement au sublimé que l'on renouvelle deux fois dans la journée.

Le jour suivant, la physionomie du malade n'est plus la même ; il éprouve quelque difficulté à ouvrir la bouche et à parler, son cou est rigide, son visage prend l'aspect connu sous le nom de rire sardonique. Il est couvert de sueur et n'a pas dormi pendant la nuit.

Le malade raconte que, depuis deux jours, il ressentait une tension douloureuse des muscles de la face.

La plaie sécrète beaucoup de pus. La température est à 39°5.

En présence de tels symptômes (trismus, rigidité de la nuque), survenant chez un blessé, on porte le diagnostic de « tétanos ».

Le malade est isolé dans une chambre sombre, loin de tout bruit.

13 août (1er jour des injections) : on fait toutes les heures, pendant le jour, une injection de 1 gramme d'une solution phéniquée à 1 pour 100, de façon à injecter environ 16 centigrammes d'acide phénique dans la journée. on prescrit, en outre, un potion de chloral (5 grammes).

T. = 39°5 ; P. = 95 ; R. = 28.

14 août (2ᵉ jour) : le trismus a augmenté de même que la raideur du cou. L'hyperextension de la tête détermine de la dysphagie et de la dyspnée. La plaie a meilleur aspect.

Même traitement que le jour précédent (16 centigrammes d'acide phénique et 5 grammes de chloral).

T. = 39 degrés ; P. = 90 ; R. = 25.

15 août (3ᵉ jour) : Les contractures ont gagné les muscles du tronc, le malade est en opisthotonos La blessure continue à s'améliorer. Même traitement (16 centigrammes d'acide phénique et 3 grammes de chloral).

T. = 39 degrés ; P. = 90 ; R. = 24.

16 août (4ᵉ jour) : État stationnaire. Même traitement (16 centigrammes d'acide phénique et 3 grammes de chloral).

T. = 39°1 ; P. = 85 ; R. = 24.

17 août (5ᵉ jour), jusqu'au 22 août (10ᵉ jour) : l'état du malade ne varie guère, la température oscille autour de 39 degrés, on alimente le malade avec une sonde passant par les fosses nasales. Les urines sont fortement colorées.

23 août (11ᵉ jour) : on diminue le chloral (2 grammes) et on ne fait plus qu'une injection toutes les deux heures (soit 8 centigrammes d'acide phénique par jour).

T. = 38°5 ; P. = 78 ; R. = 21.

24 août (12ᵉ jour) : Il apparaît une éruption miliaire sur le dos et les membres, elle respecte la face et l'abdomen. On ordonne deux bains chauds. Même traitement.

25 août (13ᵉ jour) et 26 août (14ᵉ jour) : les contractures ont gagné les membres supérieurs. Même traitement.

27 août (15ᵉ jour) et 28 août (16ᵉ jour) : à ce moment, le malade présente le type complet du tétanos aigu : le facies, les contractures généralisées, la rigidité du corps qui est en orthotonos, à tel point que l'on peut le soulever tout d'une pièce. Les accès sont déterminés par la plus petite excitation ; quelquefois même, ils surviennent sans cause. On suspend le chloral.

29 août (17ᵉ jour) au 31 août (19ᵉ jour) : on constate une éruption de furoncles, qui envahit presque tout le corps. Peu à

— 49 —

peu, les muscles sont moins contracturés. Même traitement.

1er septembre (20e jour) au 7 septembre (26e jour) : peu à peu, les furoncles se guérissent, les contractures disparaissent. Même traitement.

8 septembre (27e jour) : le trismus a disparu, tous les mouvements sont libres. On arrête les bains et les injections.

Le malade sort guéri le 18 septembre.

Pendant toute la durée du traitement, le malade a reçu sous la peau 2 gr. 88 d'acide phénique et l'urine n'a jamais présenté la coloration vert brunâtre.

OBSERVATION XI

Cas de Flavel Woods. — Tétanos guéri avec l'acide phénique.
New-York Journal, 9 sept. 1899.

L'auteur employa la solution à 10 pour 100 en injections hypodermiques, qu'il a faites les premiers jours, plusieurs fois en vingt-quatre heures.

OBSERVATION XII

Cas de Loglio, cas d'insuccès dans le traitement du tétanos
par la méthode de Baccelli.
Supplemento al Policlinico, 26 mai 1900.

L'auteur s'occupe d'un cas de tétanos dans lequel le traitement, tout en utilisant les moyens conseillés anciennement, fut basé surtout sur les injections hypodermiques d'acide phénique, précédées, quand besoin était, d'injection de morphine. En quatre jours et demi, furent injectés 111 centigrammes d'acide phénique sans que se soient montrés des symptômes d'empoisonnement. Le malade mourut le cinquième jour du traitement, et le décès fut précédé d'un grave délire. L'auteur ajoute qu'une telle issue doit être attribuée au manque de désinfection de la blessure et au long séjour du corps étranger dans les tissus, ce qui conféra à l'infection un caractère de gravité exceptionnelle.

OBSERVATION XIII

Cas de Smart. — Tétanos traité avec succès par les injection
hypodermiques d'acide phénique.
British medical Journal, 25 mai 1901.

Homme âgé de trente-trois ans, fort buveur, couchant dans
une écurie, et ayant un ulcère chronique recouvert d'un pansement malpropre. A son entrée à l'hôpital, il a une contracture
tétanique grave : le dos, les mâchoires et les jambes sont
atteints.

La nourriture fut administrée au moyen de lavements et de la
sonde. Morphine 1/3 de gramme. Bromure toutes les quatre
heures ; l'ulcération était nettoyée à l'acide phénique à 1/40. Le
lendemain, les spasmes se reproduisaient toutes les demi-heures,
et 10 centimètres cubes d'antitoxine furent administrés Le jour
suivant, l'état du malade semblait plus grave ; dix autres centimètres cubes furent administrés ; mais, plus tard, son état fut si
sérieux que 20 minims[1] de la solution d'acide phénique à 1/5o
furent injectés. L'injection fut répétée toutes les trois heures,
après quoi l'amélioration survint. En cinq jours il fut guéri, après
avoir eu 38 injections en quatre-vingt quatre-heures. En tout,
11 grains et demi d'acide phénique pur.

OBSERVATION XIV

Cas de Bevenutti. — Guérison.
Il Policlinico, 5 janvier 1901.

L'auteur a soigné avec succès, par les injections phéniquées,
suivant la méthode de Baccelli, un homme de trente-six ans,
atteint de tétanos traumatique : il lui a injecté en moyenne
40 centigrammes d'acide phénique d'une solution à 3 pour 100
pendant seize jours.

[1] Minim = 0 cc. o5g.

OBSERVATION XV

*Cas de Pike. — Guérison de tétanos. — Emploi
des injections d'acide phénique.*
Lancet, 26 septembre 1896.

L'auteur fut appelé le 16 mai auprès d'un jeune homme. Il se
plaignait de raideur de la nuque et des mâchoires et de douleurs
dans les jambes. Environ une quinzaine auparavant, il s'était
enfoncé un éclat de bois sous l'ongle du gros orteil gauche. En
examinant l'orteil, l'auteur trouva l'ongle malade et une certaine
sensibilité au niveau de la piqûre. Le malade, envoyé à l'hôpital,
fut anesthésié au chloroforme. Il fut noté que lorsque le relâ-
chement des muscles semblait être complet, le dos était encore
un peu arqué. Amputation du gros orteil. On donna au malade
du chloral et du bromure de potassium. Le 20, le trismus et le
l'opisthotonos étaient assez marqués, et la rétention d'urine
demanda l'usage du cathétérisme. Pendant la semaine suivante,
les contractures ne diminuèrent pas et le trismus continua. Le
8 juin, une mixture acide, avec 5 minims de strychnine, fut sub-
stituée au chloral et au bromure, et des injections de 5 minims
d'une solution d'acide phénique à 2 pour 100 furent données
toutes les six heures. A partir de cette date, la guérison se fit
lentement, mais d'une façon continue. Le malade était complètement guéri le 16 juin. L'amputation guérit par première
intention.

OBSERVATION XVI

Cas de Bertini. Guérison.
Riforma medica, 1891.

Bertini rapporte un cas de tétanos grave qui fut traité par les
injections hypodermiques de la solution d'acide phénique à 2
pour 100 répétées toutes les six heures, en y joignant des médicaments opiacés.

La guérison se fit lentement, et le nombre des injections monta à quarante-neuf.

OBSERVATION XVII

Cas de Pierracini. Guérison.
Supplemento al Policlinico, 1ᵉʳ février 1899.

Paysan de trente ans, s'était enfoncé une épine dans le pied. Elle fut extraite seulement trois jours après. Neuf jours après cette opération, le tétanos se déclara (trismus, convulsions, contractures). Le cas était grave. Le traitement consista en injections sous-cutanées d'acide phénique; dans les premiers jours, on employa 10 centigrammes d'acide phénique en solution aqueuse à 2 pour 100, et moins les jours suivants. Les crises diminuèrent d'une façon remarquable dès les premières injections; cette diminution continua, et le sixième jour les crises cessèrent. Le huitième jour, le malade commença à remuer les membres; le douzième jour, il quitta le lit. Au bout de vingt-huit jours, il était complètement guéri.

OBSERVATION XVIII

Cas de Osheroswki. Guérison.
Lancet, 20 juillet 1895.

Par une série d'injections sous-cutanées d'acide phénique, il a traité avec succès un cas de tétanos qui semblait désespéré.

Le malade était un homme atteint à la jambe d'une blessure par arme à feu; le tétanos s'était montré dix jours après l'accident, débutant dans les muscles de la mâchoire inférieure et aboutissant à des contractions spasmodiques généralisées. La morphine, l'opium, le chloral furent donnés sans résultat : les accès spasmodiques devenaient plus fréquents et plus graves. Au bout de dix jours, les injections hypodermiques d'acide phénique à 2 pour 100 furent essayées; 12 gouttes furent injectées toutes les trois heures. Au bout de deux jours, une amélioration marquée se montra, les accès spasmodiques devinrent moins violents et la respiration plus facile. On fit jusqu'à vingt-huit injections et, quelques jours plus tard, le malade était complètement guéri.

OBSERVATION XIX

Sbrana. Trois cas de tétanos traumatique.
Considération sur le traitement par la méthode de Baccelli
Riforma Medica, 1893.

L'un des trois cas fut systématiquement traité par la méthode de Baccelli, et la guérison survint. Pour le deuxième cas, la méthode ne fut suivie que peu de temps, car le malade ne resta pas plus longtemps ; la mort survint. Le traitement ne fut pas appliqué au troisième cas et il eut aussi une issue mortelle.

OBSERVATION XX

Strazzeri et Tittone. Guérison.
Riforma Medica, 1891.

Cas de tétanos guéri par les injections d'acide phénique à 1 pour 100. Une injection toutes les six heures, avec l'emploi de médicaments opiacés.

La guérison fut complète avec un traitement de quatre semaines.

OBSERVATION XXI

Cas de Bidder. Sur le traitement du tétanos par les injections
parenchymateuses d'acide phénique. Guérison.
Deutsche med. Wochensch., 1890.

Cas de tétanos subaigu chez un enfant de trois ans et demi. L'incubation fut de treize jours. L'amélioration se manifesta après qu'on eut fait deux fois des injections d'une solution à 2 pour 100 d'acide phénique : les contractures cessèrent et, quatorze jours après l'enfant était guéri.

OBSERVATION XXII

Edowes. Guérison
Lancet London, 16 janvier 1897

Homme quarante et un ans, se fit le 19 mai une blessure au gros orteil, provenant d'un clou de son soulier. Le 2 juin, la blessure se mit à suppurer un peu ; le 9, il ressentit une légère raideur de la mâchoire inférieure et de la nuque : les symptômes allèrent en s'aggravant et, le 13, l'état était le suivant :

Trismus presque absolu : les liquides seuls pouvaient passer : rigidité des muscles du dos ; le 14, au matin, trismus complet aux douleurs intenses dans les muscles de la mâchoire inférieure, opisthotonos, et un peu de contracture des parois abdominales. Extrémités supérieures intactes. Miction normale ; intelligence intacte, déglutition facile, alimentation par les liquides, facilitée par l'absence de nombreuses dents.

Traitement : Chloral et bromure de potassium toutes les quatre heures. P. = 66. T. = 98 degrés Farenheit.

Le 15, contracture des muscles de la face : vives douleurs dans la colonne vertébrale. Miction normale. Constipation. Pouls et température comme le 14.

Le 16, état stationnaire.

Le 17, mouvements convulsifs du tronc simulant le hoquet : contracture exagérée du cou et du tronc : faiblesse des membres supérieurs : sensibilité de la colonne vertébrale : la constipation cessa à la suite de l'administration d'un purgatif.

Le 18, les spasmes convulsifs étaient plus fréquents, et la respiration était anhélante : le traitement suivant fut institué : diète lactée ; 10 grains d'hydrate de chloral et de bromure de potassium furent administrés toutes les deux heures ; 5 minims d'une solution à 2 pour 100 d'acide phénique furent injectés matin et soir.

Le 19, à 10 heures du matin, le pouls était à 96, et la température à 100° 8 Farenheit : le malade était plus calme, les convulsions moins fréquentes et moins fortes. Diminution de la contracture des muscles de la nuque, de la poitrine et de l'abdomen.

Le 20, les convulsions furent très modérées pendant la nuit : plus d'opisthotonos; la bouche pouvait être ouverte, mais pas assez pour laisser passer la langue. L'état du malade s'améliora considérablement pendant l'après-midi, les injections d'acide phénique furent réduites à une seule par jour et le chloral et le bromure furent donnés toutes les trois heures.

A partir du 21, la température et le pouls étaient normaux : les injections furent interrompues, et le malade recouvra la santé d'une façon continue.

OBSERVATION XXIII

*Livio Metelli. Cas de guérison de tétanos par les injections
hypodermiques d'acide phénique*
Supplemento al Policlinico, 15 octobre 1898.

Un cultivateur âgé de vingt et un ans vint se plaindre à lui le 1er mai de difficulté à avaler. Dix jours auparavant, il avait subi une meurtrissure au gros orteil. Au bout de dix heures, il présentait les signes caractéristiques du tétanos : trismus, opisthotonos, contracture des muscles thoraciques, et commencement de suffocation. Il avait une sueur profuse.

T. = 38 degrés. P. = 110. Le troisième jour, il avait trois injections d'une seringue de Pravaz d'une solution à 4 pour 100 d'acide phénique : on répéta ces injections le quatrième jour et le cinquième jour; le sixième jour, il eut, dans les vingt-quatre heures, cinq injections d'une solution à 5 pour 100 : à partir de ce moment il commença à se rétablir lentement, et le traitement du sixième jour fut continué pendant quinze jours. Aucun

.symptôme d'empoisonnement ne se produisit et, en cinquante jours, le malade fut complètement guéri.

OBSERVATION XXIV

Ascoli, *Bull. del. R. Acad. med. di Roma*, 1897-1898.
.*Sur le traitement du tétanos par les injections sous-cutanées d'acide phénique.*

L'auteur rapporte trois cas de tétanos traumatique qu'il a traités par les injections phéniquées; l'un des malades mourut, les deux autres furent guéris. Dans le dernier cas décrit, furent injectés 1504 centigrammes d'acide phénique en cinq cent onze injections.

La dose *pro die* fut dans les premiers jours de 40 centigrammes, plus tard 72 centigrammes en vingt-quatre heures. Dans ces cas, la période d'incubation fut de trois à dix jours. L'auteur se servit d'une solution à 3 pour 100. Même avec la grande quantité d'acide phénique, aucun symptôme d'empoisonnement ne se présenta.

OBSERVATION XXV

Traitement du tétanos par la méthode de Baccelli.
Dr Conti, *Gaz. degli Osped. e delle cliniche*, 18 février 1900.

Le Dr Conti expose huit cas de tétanos traités et guéris par les injections d'acide phénique aidées par l'action de fortes doses de chloral. Aucun des cas n'était bénin. Plusieurs même se montrèrent particulièrement graves et par la fièvre et par l'intensité des manifestations spasmodiques. Dans le cours du traitement par les injections phéniquées, on observa dans deux cas, du strabisme, et dans deux autres cas, une éruption morbiforme, quoique la dose d'acide phénique ne dépassât jamais 25 centigrammes.

OBSERVATION XXVI

C. Montebelli. *Supplemento al Policlinico*, 1901, VII, n° 14.

F... Lucia, âgée de vingt-quatre ans, se blesse au pied gauche, le 3 juin, avec une écharde qui pénètre de plusieurs centimètres dans les parties molles du talon. L'écharde est retirée par elle, une hémorragie assez abondante se produit, qu'on arrête avec peine, on ne fait aucune désinfection de la plaie ; la malade continue à vaquer à ses occupations, souffrant peu ou pas de sa blessure.

Le 14 juin au matin, elle est prise d'un accès de fièvre ; en même temps, elle remarque qu'elle éprouve une certaine difficulté à écarter les mâchoires par suite d'une forte sensation de tiraillement des muscles masséters.

A partir de ce jour, la blessure devient plus douloureuse et les phénomènes que nous venons de signaler vont toujours en s'aggravant.

Le 18 juin, cinquième jour depuis le commencement des symptômes, elle entre à l'hôpital.

Le 19 juin, on est frappé, en examinant la malade, de l'état d'hypertonicité musculaire, spécialement des muscles de la moitié supérieure du corps. La tête est en hyperextension, grâce à la contracture des muscles de la nuque ; ses mouvements de latéralité sont empêchés par la contracture des sterno-cléido-mastoïdiens ; le facies sardonique est caractéristique ; le trismus est si prononcé qu'on ne peut pas écarter les mâchoires de plus de 1 centimètre 1/2.

Les muscles de l'abdomen sont fortement tendus. La malade présente de temps à autre des secousses convulsives de brève durée, mais très violentes, pendant lesquelles l'opisthotonos et le trismus sont exagérés.

Rien d'anormal du côté des différents viscères. Le pouls est régulier. Les urines sont normales.

On pensa qu'il était nécessaire de traiter chirurgicalement la blessure, aussi fit-on une incision profonde qui permit de retirer les corps étrangers, on cautérisa ensuite au thermocautère, et on fit tout autour de la plaie des injections d'une solution phéniquée à 3 pour 100.

On isola la malade et on commença le traitement de Baccelli. On débuta avec une solution d'acide phénique à 3 pour 100 et on fit une injection toutes les quatre heures, de façon à pouvoir injecter 18 centigrammes d'acide phénique par jour.

Pendant les deux premiers jours, on ne constata aucune amélioration et même l'opisthotonos et le trismus avaient tendance à s'accentuer. On porta le titre de la solution phéniquée à 5 pour 100, afin de pouvoir injecter 30 centigrammes en vingt-quatre heures.

Il se passa trois jours pendant lesquels les symptômes ne s'amendèrent pas ; on fit alors une injection toutes les deux heures, soit 60 centigrammes d'acide phénique par jour au lieu de 30 centigrammes.

Ce traitement fut continué jusqu'au 8 juillet, avec une interruption de deux jours (1er et 2 juillet) nécessitée par une courte apparition d'albumine.

Une première amélioration fut notée le septième jour du traitement. La malade avait reposé presque toute la nuit et présentait une diminution notable de la rigidité des muscles, spécialement de ceux de l'abdomen et de la nuque. A partir du 24 juin, l'amélioration progressa lentement d'une façon ininterrompue.

Le 7 juillet, la malade se leva pour la première fois ; elle quitta l'hôpital, guérie, le 20 juillet.

Pendant toute la durée du traitement, la malade avait pris 25 grammes de sulfate de soude par jour.

CONCLUSIONS

I. Le traitement du tétanos confirmé est plus que jamais à l'ordre du jour ; parmi les deux questions générales, en effet, qui doivent être traitées au prochain Congrès français de chirurgie, se trouve le traitement du tétanos.

Un pas énorme a été fait dans ces dernières années dans le traitement de cette maladie ; par la sérothérapie, on est parvenu à mettre les blessés à l'abri de cette complication si redoutable.

Reste la question du traitement du tétanos confirmé. Dans cette étude, nous l'avons envisagé en suivant la thérapeutique préconisée par Baccelli.

II. C'est sur le rôle antiseptique, antithermique et modérateur des réflexes, rempli par l'acide phénique qu'a été établi ce mode de traitement.

On connaît, en effet, l'action physiologique générale de l'acide phénique, ses propriétés antiseptique, antithermique, antipyrétique, et son affinité, si nous pouvons nous exprimer ainsi, pour le système nerveux.

III. Des recherches expérimentales sur l'action thérapeutique de l'acide phénique, chez des animaux rendus tétaniques, sont contradictoires. Babès, Sahli, Rose,

Heddaens, Henderson, Evelyn Place auraient obtenu des cas de guérison, tandis que le même traitement, entre les mains de MM. Muzzio, J. Courmont et Doyon, Josias, Cioffi, n'aurait donné que des résultats négatifs.

IV. Quoi qu'il en soit, en raison des résultats positifs obtenus chez l'homme, dans mainte circonstance, par divers chirurgiens, il est certain qu'à l'heure actuelle, les injections phéniquées dans le traitement du tétanos confirmé ont donné de tels résultats, que l'on est en droit d'en faire usage dès les premières manifestations de cette complication d'une si grande mortalité, et alors que les autres méthodes de traitement n'ont donné et ne donnent que des résultats incertains.

Une dernière statistique ramène à 77 le nombre de cas de tétanos confirmé traités par la méthode de Baccelli, avec une mortalité de 12 à 13 pour 100 ; le chiffre imposant de guérisons obtenues est, dans l'espèce, d'autant plus probant que dans beaucoup de cas, comme le dernier chapitre le rapporte, et comme en témoignent les observations, le tétanos avait une allure aiguë, que la température des blessés, qui a aussi une si haute valeur pronostique, avait atteint ou dépassé 39 degrés.

BIBLIOGRAPHIE

Albertoni, Le traitement du tétanos. (Ann. di chim. e. di. phar.
Milano, 1892.)

Alessandro, Note clinique sur 5 cas de tétanos traités par les
injections hypodermiques d'acide phénique et de sublimé, et suivis de mort, 15 mai 1901.

Arnozan, Thérapeutique, 1900.

Ascoli, Sur le traitement du tétanos par les injections sous-cutanées d'acide phénique. (Bollett. della Acad. R. M. di
Roma, 1897-98, fascic. IV, 33 cas de guérison.)

Angelesco, Le traitement du tétanos chirurgical. (Presa med.
Roma. Bucuresci, 1900.

Baccelli, R. Acac. med. di. Roma, 4 juillet 1897.

Becker, Deutsche med. Wochensch. 1898, n°s 3-4.

Behring, Sur le traitement du tétanos. (Deutsche med. Woch.
1900.)

Bevénutti, Sur le traitement du tétanos par les injections
hypodermiques d'acide phénique. (Supplem. al Policlinico, Roma, 1901.)

Bidder, Sur le traitement du tétanos par les injections parenchymateuses d'acide phénique. (Deutsche med. Woch.
1890, n° 11.)

Bertini, Un cas de tétanos guéri par la méthode de Baccelli.
(Riforma Medica, 1891, n° 4.)

Buculo Bartolomeo, Gaz. degli Osped. e delle Clin. 1890.

Caliari, Cas de tétanos guéri par la méthode de Baccelli, 1892.

Cervellini, Sur cas grave de tétanos traumatique guéri avec les

injections hypod. d'acide phénique (Referat. Schmit's
Iahrbücher, Leipzig, 1898.)

Conti, Gaz. med. lombard., n° 1, 1900.

Cioffi Le tétanos et la méthode de Baccelli. (Gaz. deg. Osped.
16 septembre 1901.)

Courmont et Doyon, Le tétanos, 1889. (Société de biologie de
Paris, 13 mai 1899; la Presse médicale, 1899, n° 39 ;
Bulletin de thérapeut., 8 sept. 1899.)

Cagnetta, Contribution à l'étude thérap. du tétanos.

Dal Bello, Supplemento al policlinico, 1900, fasc. 7.

Declat, De l'acide phénique en médecine et en chirurgie. Le
traitement antisept du tétanos. (Med. Rec., New-York,
1892.)

Dal Monte, Supplemento al policlinico, 1900, fasc. 19.

Deletrez, Ann. Chirurg. de Bruxelles, 1900, VII.

Delore (Xavier), Tétanos traumatique guéri par la méthode de
Baccelli. (Lyon médical, sept 1900.)

Desplats, Note sur l'emploi de l'acide phénique comme antipyrétique. (Gaz. hebdom., Paris, 1880-81.)

Dopter, Le tétanos. Etude clinique et thérapeutique. (Gaz. des
hôpitaux, 29 avril 1900.)

Edowes, Tétanos traumatique guéri par les injections hypod.
d'acide phénique. (Lancet London, 16 janvier, 1897.)

Evelyn-Place, Larges doses d'acide phénique dans le traitement
du tétanos équin. (Lancet London, 1900)

Faivre, Contribution à l'étude des injections hypod. et paren-
chym. d'acide phénique. (Thèse, Bordeaux, 1888.)

Favero, L'acide phénique dans la cure du tétanos. (Supplem. al
Policlinico, Roma, 1900, VI 936-938.)

Flavel-Woods, Un cas de tétanos traité par l'acide phénique.
(New-York, méd. Journal, 9 sept. 1899.)

Fromaget, Pathologie et traitement du tétanos. (Journal de méd.
de Bordeaux, 1890-91.)

Gancel, Tétanos traumatique traité et guéri par les injections
d'acide phénique. (Arch. de Méd. et Pharm. milit.
Paris, 1891.)

Gualdi, 1º Congresso di Med. Int. di Roma. Octobre, 1888.

Guelpa, Recherches sur la pathog. et le trait. du tétanos. (Bulletin gén. de Thérapeutique. Paris, 1888.)

Goddy, Larges doses d'acide phénique. (Lancet London, 1900, I, 1030.)

Heddaens, Le traitement du tétanos. (Münchener med. Wochensch.)

Henderson, Traitement du tétanos avec l'acide phénique. (Lancet London, 1899.)

Jacob, Considérations sur le traitement du tétanos. (Berlin, klinische Wochensch., 1900.)

Josias Etude expérim. sur le traitement du tétanos par la méthode de Baccelli. (Bull. Acad. méd. Paris, oct. 1901.)

Joukowski, De l'influence de la toxine tétanique sur le système nerveux central. (Ann. de l'Institut Pasteur, 1900.)

Laplace, Un cas de tétanos traité par les inj. sous-durales d'antitoxine et les inj. hypod. d'acide phénique. (Phila, M. J., 1900, V. 631-632.)

Lemoine, Du tétanos. Paris, 1900. (Revue intern. de Méd. et Chirurgie.)

Lemonnier, thèse. Paris, 1901.

Lépine, Archives de médecine expérim. 1889.

Leyden et Blumenthal, le Tétanos.

Livio-Metelli, Cas de guérison de tétanos par les injections hypod. d'acide phénique. (Supplem. al Policlinico, 15 oct. 1898.)

Loglio, Un cas de tétanos. (Supplem. al Policlinico, 26 mai 1900.)

Mancini, Un cas assez grave de tétanos guéri avec l'acide phénique à haute dose. (Gaz. med. de Mache Civitanova, 1901.)

Manicatide, Observation sur un cas de tétanos provoqué, traité par le choral et les injections d'acide phénique. (Hôpital Bukarest, 1892.)

Marchiso, Traité antisept. et antibacillaire du charbon et du tétanos. (Giorn. di R. A. M. di Turino, 1890.)

Montalti, Policlino. 1901. VII.

Moschowitz, Studies from the departement of pathologia. (Columbia University, VII, 8, 1901.)

Montebelli, Supplemento al policlinico. VII, 1901, fasc. 14.

Moulin, du Phénol. Montpellier, 1886.

Muzzio, Traitement de l'intoxication tétanique par les injections phéniquées. (Gaz. di Turino, 1897, n° 2.)

Nicola, Un cas de tétanos traumatique guéri par les injections hypod. d'acide phénique. (Morgagni, Milano, 1892.)

Natoli, Un cas de tétanos traumatique guéri par la méthode de Baccelli. (Gaz. degli Osp., 1899, n° 43.)

New-York, L'acide phénique dans le traitement du tétanos. (Medical Journal, 1896.)

Orton, Trois cas de tétanos traumatique observés en même temps à Monastir (Tunisie). Contribution au traitement par la méthode de Baccelli. (N. Scuola med. Napoli, 1894; Riforma medica, 4 janvier 1894.)

Osherowski, Cas de guérison du tétanos par la méthode de Baccelli. (Lancet London, 20 juillet 1895.)

Peugniez, Le tétanos et les antiseptiques. (Arch. provinc. de chirurgie. Paris, 1893.)

Pennino, Contribution à l'étude du traitement du tétanos par la méthode de Baccelli. (Riforma medica. Napoli, 1891.)

Pirroni, Un cas de trait. du tétanos par les injections hypod. d'acide phénique. (Riforma medica. Napoli, 1891.)

Parascandalo, Sur le traitement du tétanos. (Arch. intern. de Méd. et Chir. Napoli, 1891.)

Periconne et Sapuppo, Un cas de tétanos guéri par la méthode de Baccelli. (Supplem. al Policlinico, 1900.)

Pierracini, Cas de tétanos traumatique. (Supplem. al Policlinico, 1er février 1899.)

Pic, Lyon médical, septembre 1900.

Pinna, Il Policlinico, 30 août 1899.

Poli, Tétanos traumatique guéri par la méthode de Baccelli. (Gaz. degli Osped. 14 mars 1897.)

Pike, Cas de guérison de tétanos par l'emploi des injections
hypoderm. d'acide phénique. (Lancet London, 1896.)

Rossi, Tétanos grave guéri par la méthode de Baccelli. (Supplem.
al Policlinico, 26 mai 1900.)

Soulier, Action physiologique de l'acide phénique. (Thérapeutique.)

Sampaio, Sérothérapie du tétanos. (Thèse, Paris, 1899.)

Salvioli, Un cas d'insuccès dans le traitement du tétanos par la
méthode de Baccelli. (Riforma Medica, 24 mai 1901.)

Schmitz, Emploi clinique de l'acide phénique, Bonn 1875.

Silvestrini, le Tétanos, 1900.

Strazzeri et Tittone, Guérison d'un cas de tétanos traumatique
grave par les injections d'acide phénique. (Riforma
Medica, 1891.)

Sbrana, Trois cas de tétanos traumatique. Contribution à l'étude
du traitement du tétanos par la méthode de Baccelli.
(Riforma Medica, 1893.)

Sahli, sur les Limites de la sérothérapie, 1895.

Smart, Traitement du tétanos. (British Medical Journal.
25 mai 1901.)

Stadelman, Sur le tétanos et son traitement. (Med. Chir. Cen-
tralblatt, Wien, 1900.)

Teissier, Du tétanos. (Semaine médicale, 1893.)

Vaillard et Vincent, Annales de l'Institut Pasteur.

Vibert, Toxicologie.

Vincent, Recherches expérim. sur l'hyperthermie, Bordeaux,
1887.

Wilknison, Notes sur deux cas de tétanos, avec des remarques
sur l'étiologie et les récentes méthodes de traitement.
(Sheffield. M J., 1892-1893.)

Wisnowski, des Injections sous-cut. d'acide phénique, Bonn,
1875.

Zéri, La guérison du tétanos par la méthode de Baccelli : 26 cas
de guérison. (Supplem. al Policlinico, 1897.)

Ziengo, Deux cas de tétanos guéris par la méthode de Baccelli.
(Gaz. deg. Osped. e del. clin., 9 oct. 1898.)

TABLE

Lyon. — Imp. A. Rey, 4, rue Gentil. — 28915